Tamara Teubner

ADHS im Erwachsenenalter

Wenn der Zappelphilipp erwachsen wird und wie die Pflege darauf eingehen kann

Bibliografische Information der Deutschen Nationalbibliothek:

Die Deutsche Nationalbibliothek verzeichnet diese Publikation in der Deutschen Nationalbibliografie; detaillierte bibliografische Daten sind im Internet über http://dnb.d-nb.de abrufbar.

Impressum:

Copyright © Studylab

Ein Imprint der GRIN Verlag, Open Publishing GmbH

Druck und Bindung: Books on Demand GmbH, Norderstedt, Germany

Coverbild: GRIN | Freepik.com | Flaticon.com | ei8htz

Abstract

In dieser Arbeit möchte ich das Thema ADHS im Erwachsenenalter vorstellen. Im Besonderen ist es mein Ziel, die Pflege darauf zu sensibilisieren, was im Umgang mit ADHS Betroffenen wichtig ist, worauf sie achten kann und ich möchte mögliche Pflegediagnosen als Beispiel darstellen.

ADHS im Erwachsenenalter führt unbehandelt häufig zu einer oder mehreren Komorbiditäten. Warum gerade ADHS-Betroffene häufig zu Komorbiditäten neigen und in welchem Zusammenhang dies alles steht, werde ich ebenfalls in meiner Arbeit darstellen. Welche dabei die häufigsten sind, wie man die Unterschiede zu ADHS erkennt und wie genau die Pflege darauf eingehen kann, werden im weiteren Verlauf der Arbeit aufgezeigt.

Sucht und Abhängigkeit ist eine weitere Thematik die häufig bei ADHS-Betroffenen auftritt. In welchem Kontext dies häufig steht und welche Ursachen mitunter daran beteiligt sind, werden unter anderem anhand einer Studie aufgezeigt und erklärt. Dabei wurde festgestellt, dass die Medikation mit Psychostimulanzien während der Kindheit einen großen Einfluss auf eine spätere Abhängigkeitserkrankung hat und die ADHS eine Therapie stark beeinflussen kann.

Im letzten Teil dieser Arbeit werden Therapiemöglichkeiten, die sich im stationären Setting sowie auch ambulant gut durchführen lassen, vorgestellt und erklärt, wie diese Therapiearten aufgebaut sind. Im Speziellen wird auch auf die Medikation mit Ritalin® eingegangen und es wird ein Fallbeispiel dargestellt, in dem Betroffene die Wirkung von Ritalin® beschreibt.

Gerade im Kontext zur adulten ADHS gestaltete sich die Literaturrecherche äußerst schwierig, da diese Thematik der pflegerischen Fachliteratur kaum Erwähnung findet und erst seit wenigen Jahren vermehrt Augenmerk darauf gelegt wird.

Keywords: ADHS, ADS, Methylphenidat, Ritalin, Psychoedukation, Coaching, Adhärenz, Compliance

Vorwort

Ich wäre so gerne wie ihr, aber ich war immer anders und wusste nicht warum.
Immer wollte ich ein Teil von euch sein, doch ihr nahmt mich nicht an.
Ich bin anders als die anderen, und kann es nicht verändern.
Es ist nicht immer leicht, doch ich akzeptiere es.
Ich kann anders denken, handeln und fühlen - das ist meine Superkraft.
Deswegen werd' ich mich nicht ändern, schon gar nicht für eure Norm.

Ein Leben mit ADHS ist „anders". Es ist nicht leicht, man kann seine Gefühle und seine Wahrnehmung weder erklären noch steuern. Darüber hinaus wird einem ständig erklärt, dass es ADHS nicht gibt und/oder die Medikation, die einem so enorm hilft, mit Drogen gleichgesetzt wird. Darum widme ich diese Arbeit in erster Linie allen „ADHSlern". Ihr seid anders, aber ihr seid nicht alleine!

Mein besonderer Dank geht an meinen Lebensgefährten, ohne den ich nie so weit gekommen wäre. Er konnte mich motivieren, Ordnung in mein Leben bringen und für mich da sein während er nebenbei noch unsere Kinder versorgte und den Haushalt schaffte. Ich danke auch meinen Kindern für ihre Geduld die sie oft haben mussten, ihre Art die mich immer wieder aufmuntert, besonders mit ihrem Sarkasmus, den sie fließend beherrschen. Ihr seid mein sicherer Hafen in meinem manchmal stürmischen Leben!

Im Weiteren danke ich meinen Eltern, besonders meinem Vater für seine Gene und meiner Mutter für ihre unglaubliche Ruhe und Geduld. Ich bin sehr dankbar dafür, dass ihr immer an mich geglaubt habt! Ich weiß es sehr zu schätzen, was ihr alles leisten musstet – zum Teil immer noch leistet – da ich wohl alles andere als einfach war/bin.

Namentlich bedanken möchte ich mich bei Dr. Kurt Latzelsperger und Mag. Robert Müller, die mich beide behandeln als wäre ich ihre einzige Klientin und mich ständig in dem was ich tue, motivieren.

Inhaltsverzeichnis

1 Einleitung

> „Wenn Eduard erzählen will,
> dann steht sein Mundwerk nimmer still;
> Das klappert, plappert, Wort für Wort,
> Als wie ein Mühlrad fort und fort.
> Er sprudelt, strudelt lange und hell,
> Als wie im Park der lust'ge Quell.
> Drum wird sein Bildnis auch zuletzt
> auf einen Brunnen hin gesetzt.
> Dann quillt's und schwillt's hervor mit Pracht,
> Und quätscht's und trätscht's die ganze Nacht,
> Dann Kollert's, rollert's Tag und Nacht,
> Dass ihm das Herz im Leibe lacht."
> (Heinrich Hoffmann)

Dieses Gedicht von Heinrich Hoffmann beschreibt auf humorvolle Art und Weise sehr gut das vermehrte Redebedürfnis von Menschen mit ADHS. Wenn man sich die Geschichten von Heinrich Hoffmann – beispielsweise den berühmten Zappelphilip – durchliest, kann man sehr viele Parallelen zur ADHS erkennen. Ich möchte meine Leser auch gerne dazu ermutigen, nach dieser Lektüre wieder einmal einen Blick in Heinrich Hoffmanns Erzählungen zu werfen. Darin kann man gut nachvollziehen, wie ein Zusammenleben mit einem „ADHSler" wohl aussehen mag.

ADHS ist ein Thema, welches vielen bekannt ist und sehr kontrovers betrachtet wird. Bisher wurde zum großen Teil nur über Kinder berichtet und viele nahmen an, dass sich ADHS später „auswachsen" werde. Doch bei einem Teil der Betroffenen persistiert die Erkrankung auch im Erwachsenenalter. Da der Fokus der Diagnostik von ADHS häufig nur in der Kinder- und Jugendpsychiatrie gelegt wird, geht die Thematik in Bezug auf Erwachsene in vielen Fällen verloren. Viele Erwachsene mit ADHS fühlen sich ihr Leben lang einfach anders.

Dabei müssen sie im Laufe ihres Lebens ihre Verhaltensweisen kompensieren und sich Lebensstrategien überlegen. Aufgrund dessen entstehen dann sogenannte Komorbiditäten, bis die Betroffenen eines Tages eine Arztpraxis aufsuchen, infolge ihrer depressiven Symptomatik, oder weil sie unter einer Angststörung leiden. Behandelt werden hierbei oft nur die Begleiterkrankung und ihre Symptome, aber nicht die Ursache: ADHS. Die Betroffenen erfahren dabei häufig keine Besserung, die Medikation zeigt keine Wirkung und sie ziehen sich zurück. Gerade im stationären Setting ergeben sich bei falsch diagnostizierten Patienten dabei einige Probleme. Der Patient ist nicht compliant, die Frustrationstoleranz erhöht und der Patient arbeitet nicht mit oder, kann sogar die Stimmung auf der Station negativ beeinflussen.

Hierbei möchte ich mit meiner Arbeit die Probleme einer nicht erkannten ADHS näher beschreiben und gerade in der Pflege aufzeigen, wie wichtig eine gute Beobachtung von Patienten sein kann wenn die Therapie im klinischen Alltag nicht anschlägt und worauf sie darüber hinaus achten sollte.

Namensgebend für die ADHS ist der berühmte „Zappelphilip". ADHS und der „Zappelphilip" werden gerade in den Medien noch häufig fälschlicherweise als Modediagnose dargestellt, doch die Entwicklung der ADHS-Diagnose begann schon vor langer Zeit. Die erste und bekannteste Darstellung der ADHS Charakteristika beschrieb bereits 1847 der Frankfurter Psychiater Dr. H. Hoffmann in seinem berühmten „Struwwelpeter". Im Jahre 1902 erfolgte die medizinische Erstbeschreibung durch den englischen Kinderarzt G. F. Still, der 20 Fälle von Kinder mit Verhaltensauffälligkeiten ohne entsprechende neurologische Ursache beschrieb. (vgl. Ryffel-Rawak, 2008, S. 15)

So entwickelten sich die Beschreibung und das Zuordnen der Symptomatik von ADHS immer weiter und man kann das scheinbare Argument der sogenannten Modediagnose damit leicht ausschließen.

1.1 Aufbau der Arbeit

In Kapitel 2 möchte ich die ADHS genauer vorstellen sowie einige dazugehörige Begrifflichkeiten erklären.

Kapitel 3 widmet sich den Komorbiditäten. Dabei stelle ich die drei häufigsten vor und versuche pflegerische Aspekte einzubinden und die Achtsamkeit der Pflegenden zu erhöhen, weil sich die Symptomatik in sehr vielen Teilen überschneidet.

In Kapitel 4 wird das Thema Sucht und Abhängigkeit aufgezeigt und inwiefern diese mit ADHS in Verbindung stehen.

Im 5. und letzten Kapitel werden pflegerische Therapiemöglichkeiten aufgelistet. Im speziellen die stark kritisierte Therapie mit Stimulanzien und wie weit die Pflege dabei mithelfen kann, diesen Ruf zu verbessern um den Patienten die Angst vor der Einnahme zu nehmen.

1.2 Fragestellung

Welche Komorbiditäten können bei adulter ADHS auftreten und wie kann die Pflege darauf einwirken?

Welche Verhaltensweisen können auftreten und stellt ADHS einen Risikofaktor für Substanzabusus und -abhängigkeit dar?

Wie äußert sich die Symptomatik bei Erwachsenen mit ADHS und wie gestaltet sich die Diagnostik?

1.3 Ziel dieser Arbeit

Ziel meiner Arbeit soll es sein, Vorurteile abzubauen und das Bewusstsein für die Existenz von ADHS im Erwachsenenalter zu erhöhen. Ich möchte versuchen, ADHS und dessen mögliche Komorbiditäten im Erwachsenenalter näher zu beleuchten, mehr Sensibilität gegenüber den Betroffenen zu schaffen, die Patienten aber auch Pflegepersonen sein können.

Die Inhalte meiner Fachbereichsarbeit sollen dabei helfen, das Verhalten von Patienten sowie mancher Mitmenschen zu erklären, den Umgang mit diesen zu erleichtern, sowie als Pflegeperson Hilfe auf dem Weg zur richtigen Diagnosestellung zu leisten.

1.4 Methodik

Die Literaturrecherche für die vorliegende Arbeit basiert hauptsächlich auf Fachbüchern und Fachzeitschriften. Zusätzlich wurden auch andere Arbeiten sowie Ratgeber für ADHS Betroffene und die Bibliothek der PMU genutzt.

In der Literaturangabe finden sich daher viele unterschiedliche Bücher und Artikel, die ich Interessierten sehr empfehlen kann.

Aus Gründen der Lesbarkeit wird auf eine geschlechtsneutrale Formulierung verzichtet und alternierend die männliche und weibliche Form verwendet. Das andere Geschlecht ist dabei immer mitgemeint.

2 Definitionen und Erklärungen

Vorweg möchte ich Begriffe definieren, die in dieser Arbeit besondere Bedeutung finden. Zusätzlich werden in diesem Kapitel die Diagnostik und die Symptomatik bei Erwachsenen vorgestellt.

2.1 ADHS

Die Abkürzung ADHS steht für Aufmerksamkeitsdefizit / Hyperaktivitätsstörung und wurde, wie eingangs bereits erwähnt, schon 1902 in einer medizinischen Fachzeitschrift bei Kindern beschrieben. Lange nahm man an, dass ADHS nur eine Störung im Kindesalter sei, doch mittlerweile bestehen keine Zweifel mehr daran, dass die Symptomatik der ADHS bis in das Erwachsenenalter persistiert, die sich aber im Verlauf verändern kann. Viele der Betroffenen fallen bereits im Kindesalter durch Aufmerksamkeitsdefizite, Konzentrationsstörungen, Ablenkbarkeit und Hyperaktivität auf, doch später werden diese Symptome als Persönlichkeitsmerkmale interpretiert, die eben „schon immer" vorhanden waren. Die motorische Unruhe weicht im Erwachsenenalter eher einer inneren Unruhe, sie fühlen sich chronisch angespannt und finden durch unaufhörliches Gedankenkreisen kaum Ruhe. Diese Symptomatik führt zu erheblichen Beeinträchtigungen der Lebens- und Alltagsgestaltung, es können Komorbiditäten entstehen, welche die Betroffenen erstmals einen Arzt aufsuchen lassen. (vgl. Scharnholz; Sobanski; Alm; 2011, S. 193)

Derzeit geht man neurobiologisch von Störungen in unterschiedlichen Transmittersystemen aus, wobei den Katecholaminen Dopamin und Noradrenalin eine große Rolle zugeschrieben wird. Weiters konnte man strukturelle Veränderungen im präfrontalen Cortex bei ADHS Betroffenen feststellen. (vgl. D´Amelio et al., 2009, S. 9)

Was sich nun tatsächlich im Gehirn eines ADHS Erkrankten abspielt, ist bis heute noch teilweise ungeklärt. Einige Aspekte sind dank der aktiven Forschung bereits geklärt.

So weiß man inzwischen, dass es Probleme mit den Dopamin-Transportern gibt, die dafür sorgen, dass der ausgeschüttete Botenstoff Dopamin im synaptischen Spalt entfernt wird oder diese Transporter überaktiv bzw. zu viele anwesend sind. Das bedeutet, dass im synaptischen Spalt ein chronischer Dopamin-Mangel vorherrscht. Osterkamp führt in seinem Artikel auch Untersuchungen durch bildgebende Verfahren auf, die darauf hinweisen, dass in den Hirnregionen die für Aufmerksamkeit, Motorik und Impulskontrolle zuständig sind, häufiger Dopamin-Transporter tätig sind. Diese Areale fallen bei ADHS-Betroffenen meist kleiner aus und zeigen weniger elektrische Aktivität. Im Weiteren fand man heraus, dass gerade in Gehirnregionen, die an der Belohnungs- und Motivationsverarbeitung beteiligt sind, eine deutlich geringere Dopamin-Rezeptoren- bzw. -Transporterdichte zum Verarbeiten von Dopamin herrscht. (vgl. Osterkamp, 2009)

2.2 ADS

Im Gegensatz zum ADHS ist die Aufmerksamkeitsdefizitstörung (ADS) eine eher nach innen gerichtete und nach außen hin unauffällige Störung. Helga Simchen bezeichnet ADS Betroffene als hypoaktiv, und beschreibt diese Kinder unter anderem als viel zu langsam, verträumt, vergesslich, empfindlich, leicht ablenkbar, weinen leicht, lernen viel, aber vergessen das Gelernte schnell wieder und gelten als sehr sensibel. ADS Betroffene leiden in der Kindheit meist an Lern- und Leistungsstörungen sowie einem negativen Selbstbild. Diese Kinder fallen kaum auf, und es sind meist jene, die verträumt aus dem Fenster sehen. Im Erscheinungsbild zwischen der ADHS und der ADS gibt es viele Varianten und Zwischenstufen die auch die gleichen Ursachen und in der gleichen Familie mit verschiedenen Ausprägungen vorkommen können. (vgl. Simchen, 2001, S.11ff)

So kann beispielsweise die Mutter von ADHS betroffen sein und ihr Kind von ADS. Meist kann man auch davon ausgehen, dass ein oder beide Teile der Eltern von einer ADHS betroffen sind, wenn beim Kind die Diagnose gestellt wird.

2.3 Psychiatrische Pflege

Psychiatrisches Pflegen bzw. Handeln ist für mich schwer in Worte zu fassen, daher möchte ich folgendes Zitat anführen, da es die Pflege meiner Meinung nach sehr gut beschreibt:

> Pflegerisches Handeln ist Beziehungsgestaltung – der Aufbau von Kontakt und Vertrauen durch verbale und nonverbale Kommunikation und gemeinsames Tun. Pflegende fördern die Beziehung des Patienten zu sich selbst und anderen. Sie wissen, dass sie sich im Rahmen der Betreuung auf langfristige Beziehungen einlassen und gestalten das Ende einer pflegerischen Beziehung geplant. Die Pflegenden bestimmen maßgeblich das therapeutische Milieu. Dazu gehört, dass sie den Patienten

Rückmeldungen zu ihrem Verhalten, zur äußeren Erscheinung, zur Beziehungsfähigkeit und zu den Fortschritten im Laufe der Behandlung geben und bei Bedarf alternative Verhaltensoptionen aufzeigen. (Thiel et al., 2011, S. 42f)

2.4 Symptomatik bei Erwachsenen

Ein Teil meiner Fragestellung bezieht sich auf die Symptomatik bei Erwachsenen mit ADHS. Nachstehend möchte ich darstellen, inwiefern sich die Symptomatik im Laufe der Zeit verändert und ob es eine charakteristische Symptomatik in Bezug auf adulter ADHS gibt.

Die bei den Kindern bekannten hyperkinetischen Symptome (motorische Unruhe), weichen im Erwachsenenalter der inneren Unruhe. Wobei die weiteren „klassischen" ADHS Symptome durch mehrere Faktoren einem Wandel unterworfen sind. Zu diesen Faktoren gehören z. B. individuelle Coping-Strategien, Umwelt- und Umgebungseinflüsse oder aktive Anpassungen an eine Umwelt, in der gewisse Verhaltensweisen sanktioniert werden. So kompensieren Erwachsene ihre starke motorische Unruhe beispielsweise mit sportlichen Aktivitäten. Die Symptomatik des Aufmerksamkeitsdefizits bleibt allerdings bestehen, sowie die Impulskontrolle auch Erwachsenen noch schwer fällt und zusätzlich häufig eine Emotionsregulationsstörung hinzukommt.

Damit ist eine rasche Auslösung von Wut oder Trauer gemeint. Üblicherweise stellen sich ADHS Betroffene wegen depressiver Verstimmungen oder Angstproblemen beim Arzt oder Psychologen vor. Deshalb werden meist die Komorbiditäten erkannt und behandelt, während die Diagnose ADHS sehr selten als Erstdiagnose vorkommt. (vgl. Kahl, et al., 2012, S. 131ff)

Die folgende Tabelle von Kahl et. al stellt die Symptomatik mit Beispielen aus dem Alltag sehr übersichtlich dar:

Funktionsbereich: Koordination und Aufrechterhalten der Aufmerksamkeit	Symptome im Erwachsenenalter
Aufmerksamkeitsstörung	**Beispiel interpersoneller Bereich:** • scheinbares Nicht-Zuhören („du nimmst mich nicht ernst") • leichte Ablenkbarkeit **Beispiel Beruf:** • Vermeidung von „Routinetätigkeit" (Berichte schreiben) durch Tagträumen, Kaffeepausen usw. • adaptives Verhalten: berufliche Nische, Struktur von außen (Sekretärin)
Desorganisation	**Beispiel Zeitmanagement:** • Probleme bei Pünktlichkeit, Abgabefristen, Terminkoordination • **Beispiel Organisationsmanagement:** • Probleme bei der Priorisierung und systematischen Erledigung von AufgabenSchwierigkeiten, Aufgaben zu beginnen, zu Ende zu bringen, zu anderen Aufgaben zu wechseln, wenn erforderlich
Stressüberempfindlichkeit	**Beispiel Familie:** • Geräuschüberempfindlichkeit • mangelnde Frustrationstoleranz • Gefühl der Überforderung, Wutanfälle **Beispiel Straßenverkehr:** • Gereiztheit im Umgang mit anderen Verkehrsteilnehmern
Funktionsbereich: Affektregulation und Handlungskontrolle	**Symptome im Erwachsenenalter**
Stimmungsinstabilität	**Beispiel Alltagsleben:** • rascher Wechsel zwischen niedergeschlagener Stimmung und Erregung • situationsabhängige emotionale Reagibilität mit rasch einsetzender Langeweile und Unzufriedenheit
Affektkontrolle und Temperament	**Beispiel Alltagsleben:** • Wutausbrüche aus geringem Anlass • anhaltende Reizbarkeit • bei Frustration rasch einsetzendes Gefühl von Hilflosigkeit
Impulsivität	**Beispiel Ausbildung und Beruf:** • häufiger Wechsel der Ausbildungsstelle oder des Arbeitsplatzes • Konfrontation mit Vorgesetzten **Beispiel Partnerschaft:** • Ungeduld • riskantes Sexualverhalten • häufige Beziehungsabbrüche
Motorische Hyperaktivität	**Beispiel Alltagsverhalten:** • Gefühl „innerer Unruhe" • Unfähigkeit, sich zu entspannen oder still zu sitzen • Trommeln mit den Fingern, Wippen mit den Füßen **Beispiel risikoreiches Verhalten:** • schnelles Autofahren • Risikosportarten

Abb. 1: Auffällige Funktionsbereiche bei erwachsenen ADHS-Patienten und typische, von Patienten häufig geschilderte Symptome (Kahl, et al., 2012)

2.5 Diagnostik

In meiner Fragestellung kommt auch die Gestaltung der Diagnostik vor. Ich möchte versuchen, die Diagnostik bei Erwachsenen mit ADHS vorzustellen und herauszufinden, inwiefern sie sich von jener der Kinder differenziert.

Im Wesentlichen unterscheidet sich der Diagnoseablauf im Erwachsenenalter von dem bei Kindern und Jugendlichen nicht. Allerdings wird bei Erwachsenen noch zusätzlich Augenmerk auf Komorbiditäten gelegt, um deren Symptomatik sich von denen der ADHS abzugrenzen. In den Klassifikationssystemen DSM-IV und ICD-10 sind die Diagnosekriterien für ADHS nicht erwachsenenspezifisch formuliert, werden aber klinisch für Erwachsene verwendet.

Die Diagnosen im ICD-10 werden wie folgt angeführt:
> F90.0 einfache Aktivitäts- und Aufmerksamkeitsstörung
> F90.1 hyperkinetische Störung des Sozialverhaltens
> F98.8 sonstige näher bezeichnete Verhaltens- und emotionale Störungen mit Beginn in der Kindheit und Jugend

Bedeutsam für erwachsenenspezifische und verhaltensnah formulierte Diagnosekriterien sind die Wender-Utah-Kriterien, die für jedes Kriterium mehrere Symptome aufführen.

Dabei werden folgende sieben Kriterien aufgelistet:

1. Aufmerksamkeitsstörung
2. Motorische Hyperaktivität
3. Affektlabilität
4. Desorganisiertes Verhalten
5. Affektkontrolle
6. Impulsivität
7. Emotionale Überreagibilität

Für die Diagnosestellung der ADHS müssen die Kriterien 1 und 2 erfüllt sein und zudem 2 der Kriterien 3-7 vorliegen.

Als weitere Möglichkeit bietet sich die Durchführung eines allgemeinen psychiatrischen semistrukturierten Interviews (z.B. SKID) an.

Durch die gut geordnete Form des Interviewbogens fällt es gerade Menschen mit ADHS leichter, thematisch nicht abzuschweifen und somit dem Interviewer genaue und prägnante Antworten zu geben. Wünschenswert wäre es, die Eltern oder Partner der Patienten zu befragen, da die Angehörigen häufig exakter die Symptomausprägung beschreiben können. Bei der Diagnosestellung wird auch eine Kindheitsanamnese durchgeführt, v.a. ADHS-Symptome und Entwicklungsauffälligkeiten, ebenso werden Zeugnisse und Schulberichte häufig als relevante Informationen verwertet. Wichtig ist es auch, organisch-psychische Störungen auszuschließen, da die ADHS-Symptomatik auch Folge einer neurologischen bzw. internistischen Grunderkrankung oder Nebenwirkungen von Medikamenten sein können. Zusätzlich ist es auch empfehlenswert ein EEG zu erstellen und die Schilddrüse untersuchen zu lassen. (vgl. Schmid, 2012, S.17-19; vgl. Dilling; Mombour; Schmidt, 2014, S. 362 & 394)

Nachfolgend werden die vier Typen von AD(H)S aufgezeigt, die allerdings nicht in sich identisch sein müssen und sich in Stärke sowie Ausprägung der Symptome unterscheiden:

1. AD(H)S-Mischtyp, dabei sind alle Komponenten vorhanden
2. Vorwiegend unaufmerksame AD(H)S Typ
3. Vorwiegend hyperaktiv-impulsive AD(H)S Typ
4. AD(H)S-Residual Typ, dabei sind Jugendliche oder Erwachsene gemeint, bei denen nicht mehr alle Symptome stark ausgeprägt sind, die früher vorhanden waren. (vgl. Reimann-Höhn, 2016, S. 20)

2.5.1 Pflegeprozess

Im Folgenden möchte ich in Bezug auf die Diagnostik etwas näher auf den Pflegeprozess eingehen. Dabei möchte ich versuchen das Pflegemodell von Hildegard Peplau verständlich darzulegen, da ich die Struktur dessen gerade im psychiatrischen Bereich als sehr passend empfinde. Peplau legt dabei sehr viel Wert darauf, die zwischenmenschlichen Fähigkeiten innerhalb des Pflegeprozesses zu fördern, die eng verbunden sind mit den Kommunikationsfähigkeiten der Interaktionspartner.

Peplau beschreibt in ihrem Modell Rollen und Phasen von Pflegekräften und betont die Wichtigkeit der Beziehung zwischen Pflegekräften und Patienten. In Bezug auf den Pflegeprozess möchte ich kurz die vier Phasen interpersonaler Beziehungen von Peplau beschreiben.

Wie schon erwähnt, ist es für Peplau unerlässlich, dass sich zwischen den Pflegenden und den Patienten Beziehungen entwickeln. Aber um eine effektive Beziehung aufzubauen sollte man über dynamische Fähigkeiten, gründliches pflegerisches Wissen, pflegerische Kompetenz und Selbstvertrauen verfügen. Peplau beschreibt diese Beziehung daher durch vier klar voneinander abzugrenzende Phasen:

Orientierungsphase:

In der ersten Phase geht es darum, dem Patienten dabei zu helfen, sich in einer unbekannten Situation zu orientieren, wie z.B. dem Aufenthalt im Krankenhaus. Da in dieser Situation viele Informationen im Zusammenhang mit der Erkrankung wieder vergessen werden, ist es dabei unabdingbar, dass die Pflegekraft Informationen und durchgeführte Maßnahmen öfter wiederholt. Die Patienten haben anfangs Schwierigkeiten damit, ihren Zustand richtig einzuschätzen oder haben in dieser unbekannten Situation mehr Angst als sonst. Der Patient braucht daher Zeit und Gelegenheit sich zu orientieren und die Pflegekraft sollte sich darüber im Klaren sein, dass die Phase der Orientierung für den Patienten besonders wichtig ist. Der Patient sollte darüber hinaus auch dazu motiviert werden Fragen zu stellen, um an Informationen zu kommen, denn somit verschafft er sich zu einem gewissen Grad eigene Kontrollmöglichkeiten. Besonders ADHS-Betroffene haben Schwierigkeiten mit Veränderungen umzugehen sowie sich in neuen Situationen zu orientieren. Daher ist diese Phase anfangs besonders wichtig.

Identifikationsphase:

Während die Patienten in der Orientierungsphase noch versuchen ihre Situation einzuschätzen und sich Gedanken darüber machen, mit welcher Unterstützung sie in Bezug auf die Erkrankung in ihrer Umgebung rechnen können, beginnt bereits die Identifikationsphase. Die Probleme werden ihnen immer mehr bewusst, sie beginnen sich in dieser Phase mit Pflegenden, die ihnen helfen können, zu identifizieren und vertrauen dem Personal, wenn die angekündigten Maßnahmen durchgeführt sowie Versprechen eingehalten werden. Die Folge einer solchen Identifikation ist, dass die Fähigkeit, Probleme selbst lösen zu können, steigt. Allerdings kann sich in dieser Phase die Beziehung in verschiedene Richtungen entwickeln, indem die Patienten sich stärker in die Pflege einbeziehen, sich weigern mitzuarbeiten oder dass sie sich anfangs passiv verhalten aber sich dann mehr und mehr in die Pflege miteinbeziehen lassen. Essentiell dabei ist, dass die Pflege diese Veränderungen wahrnimmt und ihnen dadurch ermöglicht mehr Empathie für den Patienten aufzubauen. Wie bereits erwähnt sind neue Situationen für ADHS-Betroffene schwer zu schaffen und es ist wichtig der Pflegeperson vertrauen zu können, indem diese konsequent bleibt, besonders in Bezug auf die Sprunghaftigkeit der „ADHSler". Des Weiteren ist es von

Bedeutung, dass der Patient seine Symptomatik kennenlernt, um später daran arbeiten zu können.

Nutzungsphase:

In dieser Phase beginnen die Patienten damit ihre Situation immer besser einzuschätzen, indem sie sich viele Informationen holen und ihre Bedürfnisse erkennen. Charakteristisch in dieser Phase ist es auch, dass die Patienten Therapieangebote voll ausnutzen und sich mit den Mitpatienten über ihre Erkrankung und den dazugehörigen Informationen austauschen. Indem sie die Situation bezüglich ihres Umfeldes und den gewonnenen Informationen überdenken, verändert sich die Abhängigkeit der Pflegekraft. Diese Phase erreicht somit einen wichtigen, produktiven und informativen Entwicklungsstand in der Beziehung zwischen Patient und Pflegekraft. Um eine Weiterentwicklung der Beziehung zu gewährleisten ist es unerlässlich, dass beide aktiv daran mitarbeiten. In dieser Phase erhalten ADHS-Betroffene viele Informationen über das Krankheitsbild, treffen auf andere Mitbetroffene und machen dadurch die Erfahrung, dass sie mit ihrer Problematik nicht alleine sind. Erst durch dieses Wissen ist der Übergang in die letzte Phase möglich.

Ablösungsphase:

Die letzte Phase beginnt, wenn die Patienten bereits erste Unternehmungen starten, um sich auf eine Entlassung vorzubereiten. Die Beziehung zwischen Pflegekraft und Patient ist zeitlich begrenzt und auf pflegerisch notwendige Maßnahmen ausgerichtet. Sie endet daher, wenn die Arbeit mit dem Patienten zu Ende gekommen ist. Der Abschluss der pflegerischen Arbeit muss allerdings geplant werden und sollte auf keinen Fall abrupt erfolgen, da der Patient auf die nachfolgende Situation gut angeleitet werden sollte. Da es in dieser Phase zu einer weiteren Veränderung kommt, sollten ADHS-Betroffene gut darauf vorbereitet werden. Die Pflegeperson kann dabei helfen indem sie gemeinsam mit dem Patienten zum Beispiel einen Plan erstellt um mögliche Komplikationen dadurch zu vermindern bzw. zu vermeiden.

Diese vier Phasen werden zwar einzeln beschrieben, überlappen sich aber in der Praxis und manchmal können sich frühere Phasen aufgrund von Veränderungen der Patienten auch wiederholen. Prinzipiell kann man die Beschreibung dieser Phasen als einen Prozess des Beziehungsaufbaus verstehen. (vgl. Simpson, 1997, S. 28-40)

Für eine individuelle und passende Pflegediagnose ist es daher wichtig, eine gute Beziehung zum Patienten aufzubauen. Gute Kommunikationsfähigkeiten sind dabei unerlässlich. Da es nicht „die Pflegediagnose" für adulte ADHS gibt, habe ich mir zwei überlegt, die ich anhand der Symptomatik passend finde:

Pflegediagnose:

Impulsives Verhalten

Pflegemaßnahmen:

Spiegeln schwieriger Verhaltensweisen, gemeinsame Evaluation schwieriger Situationen, positives Feedback bei angemessenem Verhalten;

Pflegeziel:

Patient kann seine Emotionen angemessen ausleben

Pflegediagnose:

Starke körperliche Unruhe

Pflegemaßnahmen:

Schaffen von regelmäßigen Ruhepausen, Anleitung und Unterstützung bei der Durchführung von Entspannungstechniken, Achtsamkeitstraining;

Pflegeziel:

Patient kann sich entspannen

3 Komorbiditäten

Ein weiterer Schwerpunkt in meiner Fragestellung beinhaltet die Komorbiditäten, welche sich im Laufe einer unbehandelten ADHS entwickeln können und worauf die Pflege bei den einzelnen Erkrankungen eingehen kann.

Unter Komorbiditäten versteht man Begleiterkrankungen die im Laufe des Lebens bei unbehandelter ADHS entstehen können.

Mit komorbider Störung oder Komorbidität sind also Störungen oder Erkrankungen die neben einer anderen auftreten können gemeint. Zur vereinfachten Darstellung eignet sich das Eisberg-Phänomen. Darunter kann man sich das Bild eines Eisberges vorstellen, in welchem die Spitze des Eisberges eine Komorbidität darstellt und unter der Wasserlinie verborgen liegt die ADHS. Diese erkennt man allerdings nur, wenn man danach schaut. Wenn nun also der Therapeut oder Arzt, ähnlich wie ein Kapitän eines Schiffes, diese Konstellation nicht erkennt, rammt er den Eisberg und die angebotenen Hilfestellungen sind wirkungslos. (vgl. Claus; Aust-Claus; Hammer, 2014, S. 96)

Die am häufigsten vorkommenden Komorbiditäten bei Erwachsenen mit einer ADHS sind:

- affektive Störungen

- Angststörungen

- Persönlichkeitsstörungen

(vgl. Krause & Krause, 2014, S. 141)

Folgend möchte ich auf diese Komorbiditäten, im speziellen Depressionen, Angststörungen und Borderline-Persönlichkeitsstörung, näher eingehen.

3.1 Borderline Persönlichkeitsstörung (BPS)

„Die einzige Wahrheit auf der Erde ist unser Gefühl." (Gustav Mahler)

Borderline heißt aus dem Englischen übersetzt Grenzlinie. Da Betroffene sehr häufig diese sog. Grenzlinie überschreiten, ist dieser Begriff sehr bezeichnend für dieses Krankheitsbild.

Bei Patienten mit einer Borderline-Persönlichkeitsstörung (BPS) zeigen sich extreme Verhaltensweisen. Grund dafür ist eine Fehlregulierung des inneren

Gleichgewichtes, welches sich in einer Instabilität der Gefühle, der Kognition sowie des Sozialverhaltens zeigt. Patienten mit einer BPS leiden sehr unter ihren ausgeprägten Stimmungsschwankungen und ihren Ängsten vor realem oder imaginärem Verlassenwerden. Dabei versuchen sie oft durch impulsives Handeln dies zu verhindern. Aufgrund des hohen Anspannungsniveaus kommt es deshalb oft zu selbstschädigenden Handlungen und in schwierigen Situationen sehen sie häufig nur Suizid als Ausweg. Durch diese Verhaltensweisen wird das pflegerische Team vor hohe Anforderungen gestellt und es ist dabei enorm wichtig, dass ein starker Zusammenhalt im Team herrscht, um eine damit drohende Teamspaltung zu verhindern. Borderline-Patienten handeln allerdings nicht aus böser Absicht so, sie werden vermutlich wie Marionetten von ihren Gefühlen gesteuert. Hauptsächlich spielt auch die Störung der Emotionsregulation eine Rolle, welche nur eine extrem niedrige Reizschwelle zur Auslösung von Emotionen hat. Das heißt, Patienten mit einer BPS reagieren sehr schnell emotional auf einen Reiz, und befinden sich dabei sehr schnell auf einem hohen Erregungsniveau, welches aber nur sehr langsam abklingt. Meistens reagieren Betroffene einer BPS wesentlich impulsiver und heftiger als andere Menschen in einer gleichen oder ähnlichen Situation. Mit einer BPS haben Betroffene auch große Schwierigkeiten, unterschiedliche Emotionen differenziert wahrzunehmen, Gefühle zu steuern, mit der Impulskontrolle und es entsteht eine enorme Angst vor Gefühlen. Für viele Patienten ist dieser Zustand sehr belastend und daher auch mit einer durchgehend hohen Anspannung verbunden.

Vergleicht man die Symptomatik einer ADHS und einer Borderline-Persönlichkeitsstörung, stellt man sehr viele Parallelen fest. Deshalb ist es wichtig bei einer Patientin mit ADHS die Differentialdiagnose BPS genau zu überprüfen. Daher spielt die psychiatrische Erfahrung des Untersuchers eine große Rolle. Es gibt jedoch kleine Merkmale, mit welchen man eine ADHS von einer BPS unterscheiden kann.

Es sind zwar beide Erkrankungen chronisch, doch die ADHS zeigt ihre ersten Probleme bereits in der frühen Schulzeit mit Hyperaktivität und/oder Unaufmerksamkeit während sich die BPS meist erst in der Adoleszenz, also im Übergang von Jugend und Erwachsensein, verdeutlicht.

Bei einer BPS nimmt man die Patienten eher als manipulativ wahr, während die Reaktionen von ADHS-Patienten eher als unvorhersehbar oder zufällig betrachtet werden.

Beide Krankheitsbilder werden gekennzeichnet von Impulsivität, doch während bei einer ADHS eher eine reaktive Impulsivität auftritt, zeigt sich bei einer BPS eine dauerhaft impulsive Gereiztheit. Depressive Verstimmungen können ebenfalls bei beiden Krankheitsbildern auftreten, doch Patienten mit BPS beschreiben dabei eine Leere, Ärger und Furcht, während Patienten mit ADHS eher durch die Konsequenzen, die sie durch die eigenen Defizite verursachen und bewusst wahrnehmen, depressiv verstimmt werden. (vgl. Traxler; Jensen; Thiel, 2011, S. 144; Sendera & Sendera, 2010, S. 19; Krause & Krause, 2014, S. 186f)

Wie bereits erwähnt, ist bei diesem Krankheitsbild ein starkes Team welches sich im Umgang mit BPS-Patienten einig ist, sehr wichtig. Durch die oftmals manipulative Art ist es schnell möglich, dass ein Pflegeteam gespalten wird. Bei ADHS-Patienten ist diese Gefahr nicht gegeben, allerdings kann durch ihre Sprunghaftigkeit Unruhe im Team entstehen, da sie manchmal sehr schwer auch ihre Sympathien bzw. Antipathien gegenüber verschiedener Personen verbergen können.

Unter anderem sollte man dabei nicht außer Acht lassen, dass besonders die psychiatrische Pflege über ausreichendes Fachwissen beider Krankheitsbilder verfügen sollte, um bei der Anamnese oder in Gesprächen genauer hinzuhören bzw. nachzufragen. So kann das Pflegepersonal im stationären Setting eine zielführende Diagnosestellung fördern.

3.2 Angststörung

> „In Ängsten findet manches statt, was sonst nicht stattgefunden hat." (Wilhelm Busch)

Bevor ich näher auf das Thema Angststörungen eingehe, möchte ich vorab den Begriff Angst näher definieren:

> „Angst: Seelisches und körperliches Phänomen mit intensivem Gefühl der Bedrohung und des Ausgeliefert-Seins sowie vegetativen Symptomen wie Herzklopfen, Zittern, Schweißausbruch (feuchte Hände), Schwindel, trockener Kehle, Übelkeit und Durchfall. Normale menschliche Grunderfahrung mit Warnfunktion. Krankhaft bei Auftreten ohne angemessene Bedrohung." (Menche & Simon-Jödicke, 2014, S. 1309)

Man unterscheidet drei Formen der Angst:

- Realangst: Angst als Signal einer Gefahr auszuweichen und im Kampf gegen diese Energien zu mobilisieren.

- Kindliche Ängste: Ängste in Entwicklungsphasen eines Kindes, wie zb. Fremdeln, Trennungsangst eines Kindergartenkindes oder die Angst vor der Dunkelheit.

- Existenzangst: Angst, die nicht an bestimmte Situationen gebunden ist.

(vgl. Menche & Simon-Jödicke, 2014, S. 1309)

Der Begriff Angst kommt aus dem Lateinischen „angustia", was Enge bedeutet und daher sehr gut beschreibt, wie sich der Zustand Angst auf den Körper auswirkt. Diese Enge erleben Patienten besonders oft im Bereich des Oberkörpers, die damit verbunden oft die Atmung beeinträchtigt und es bleibt einem vor Angst die Luft weg. Diese Enge hat jedoch eine wichtige Funktion, denn in Gefahrensituationen spannen wir die Muskeln an, um zu kämpfen oder zu fliehen.

Wie wir nun wissen ist Angst biologisch im Menschen verankert und dient uns als Hilfe um Gefahren zu erkennen und dementsprechende Handlungen zu entwickeln. Doch die Angst kann auch ein Eigenleben entwickeln, indem Situationen unbegründet als Gefahr erlebt werden oder ein Mensch unbegründet Angst hat, die Bedrohung die diese auslöst allerdings nicht erkennt. Die Betroffenen werden somit handlungsunfähig, weil sie die Angst nicht mehr unter Kontrolle bringen. Wenn dies nun der Fall ist, spricht man von einer Angststörung.

Angststörungen unterteilt man weiter in:

- Eine generalisierte Angststörung, bei der die Symptomatik Angst länger andauert und verbunden ist mit körperlichen Symptomen;

- Eine Panikstörung, bei der ohne Grund wiederholte, schwere Angstanfälle auftreten;

- Eine Phobie, die Angst vor bestimmten Objekten bzw. Situationen die eigentlich keine Gefahr darstellen;

Angststörungen stellen in der Gesellschaft mittlerweile keine Seltenheit mehr dar, wobei gesellschaftliche Faktoren wie der hohe Druck auf dem Arbeitsmarkt, immer weiter zunehmen und eine Entstehung von Angststörungen beeinflussen können. Aber auch lebensbedrohende Krankheiten können bei den Patienten eine Angststörung auslösen, daher ist es besonders wichtig, dass die Pflege, um adäquate Hilfe anzubieten, sich den individuellen Ängsten der Patienten widmet.

Die Pflege sollte daher beim Assessment möglichst genau die Ängste der Patienten bestimmen, diese genau beschreiben und beschreiben, wie die Patienten mit dieser Bedrohung umgehen. Ziel dieser Informationssammlung soll sein, dass die Angst gemindert wird, der Patient zunehmend angstfreie Zeiten und Wohlbefinden erleben kann, aber auch angstauslösende Situationen erkennt und wahrnimmt wie er selbst darauf reagiert, um damit Maßnahmen ergreifen zu können mit deren Hilfe er seine Ängste kontrollieren kann. Die Pflege kann dabei hilfreich intervenieren, indem sie Entspannungsmöglichkeiten anbietet sowie Angstwahrnehmung und Rationalisierung der Ängste fördert. (vgl. Wolff, 2011, S. 641 – 644; Menche & Simon-Jödicke, 2014, S. 1329)

Wenn nun ein ADHS-Betroffener unter einer Angststörung leidet, so überlappen sich die Symptome beider Krankheitsbilder beträchtlich. ADHS und sekundäre Angststörungen treten oft gemeinsam auf, während Patienten mit einer Angststörung oft Probleme mit der Konzentration und Aufmerksamkeit haben. Eine weitere Schwierigkeit stellt die Unterscheidung von ADHS und einer Sozialen Phobie dar, denn Patienten mit ADHS meiden aufgrund ihrer Reizoffenheit häufig Menschenansammlungen, weil sie dabei massiv überstimuliert, unkonzentriert und extrem abgelenkt werden.

Wenn durch Impulsivität oder Reizoffenheit zusätzlich noch schlechte Erfahrungen im zwischenmenschlichen Kontakt und Umgang mit anderen gemacht werden, zieht sich der ADHS-Betroffene häufig zurück und isoliert sich. Dabei handelt es sich aber nicht um die Störung einer Sozialen Phobie, sondern dies geschieht aufgrund der wiederholten Erlebnisse des ADHS-Patienten.

Die Angst vor einer bestimmten Situation, wie z.B. einer Ansprache in der Öffentlichkeit, erleben viele Menschen als unangenehm, aber ADHS-Betroffene können dabei eine fast paralysierende Furcht entwickeln. Menschen mit ADHS haben dabei Angst, dass ihr unberechenbares Gedächtnis nicht funktionieren wird. Dabei haben sie zur falschen Zeit einen Black Out und die Geschichte wiederholt sich. Er hat das Gefühl wieder einmal zu versagen, aber zu verstehen, dass Angst das Gedächtnis behindert, kann für eine neue Ansicht hilfreich sein. (vgl. Krause & Krause, 2014, S. 159; Kelly & Ramundo, 2006, S. 310)

3.3 Depression

> „Depression kann nicht nur den Stillstand, sondern auch das Rasen der Zeit bedeuten." (Matthias Pleye)

Eine weitere häufige Komorbidität, die ich in meiner Arbeit vorstellen möchte, ist das Krankheitsbild der Depression.

Depressionen zählt man zu den affektiven Störungen. Das Leitsymptom der Depressionen ist die affektive Herabgestimmtheit, d.h. die Kranken können sich über nichts mehr freuen, sind lustlos und leiden sehr darunter. Ein weiteres Symptom ist die Antriebsminderung. Dabei können sich die Patienten nur unter Mühe zu Aktivitäten des täglichen Lebens aufraffen. Durch die Depression ist auch das Denken gestört, es kommt meist zu Denkverlangsamung und Konzentrationsstörungen. Häufig werden Depressionen auch von ausgeprägten Schlafstörungen begleitet. In ausgeprägten Wahrnehmungsverzerrungen durch die Depression kann es auch zu psychotischen Veränderungen, wie Wahnvorstellungen kommen. (vgl. Arenz, 2011, S. 115f)

ADHS und Depressionen gleichen sich wie die bereits erwähnten Komorbiditäten ebenfalls sehr.

Da die Kernsymptome einer Depression – vermindertes Interesse, Schlafstörungen, psychomotorische Agitiertheit oder Verlangsamung, Schlafstörungen, Erschöpfungsgefühl, Selbstwertzweifel, Konzentrationsstörungen – ebenso häufig bei der ADHS vorkommen, muss auch hier wieder genau beobachtet und eruiert werden, wie lange diese Symptomatik schon vorhanden ist. Ein wesentlicher Unterschied zwischen ADHS und Depressionen ist der schnelle Wechsel der Emotionen. Während bei einer Depression kein Interesse oder Freude aufkommt, kann bei ADHS etwas Interessantes den Betroffenen zur Aktivität motivieren. Wenn der ADHS-Betroffene tief depressiv wirkt aber Interesse an einer Tätigkeit hat, so kann und wird er dies ohne Probleme ausführen, um anschließend wieder in die Depression zu verfallen. Bei einer Depression kommt dies nicht vor, der depressive Patient wird sich zu keiner Aktivität aufraffen können. ADHS-Betroffene haben viele Gründe für die Entstehung der Komorbidität Depression. Da sie schnell Langeweile entwickeln, kann dies berufliche Auswirkungen haben und sie riskieren ihre berufliche Karriere. Auch Beziehungsprobleme und Stress mit Kollegen oder Mitmenschen ist ein häufiger Punkt im Leben eines ADHS-Betroffenen. Die Folgen aus diesen Erfahrungen addieren sich und es kann zu einer Depression führen. Zu beachten ist dabei das erhöhte Suizidrisiko. Ein Leben mit ADHS oder Depressionen kann sehr anstrengend sein, denn die Betroffenen erfahren Unverständnis von der Umwelt, empfinden keine Freude mehr dabei, am Leben unter Menschen teilzuhaben und die Folgeschäden daraus lösen seinerseits wieder Depressionen aus. Daher ist die Selbsttötung ein immer wieder auftauchender Gedanke. (vgl. Krause & Krause, 2014, S. 151ff; Beerwerth, 2012, S. 171f)

4 ADHS und Sucht

Diesem Kapitel widme ich etwas mehr Aufmerksamkeit, weil es die Verhaltensweisen und den Weg zur Sucht beinhaltet, welche sehr nahe zusammen liegen. Während meiner Praktikumszeit in der Suchthilfeklinik habe ich in Gesprächen mit den Patienten herausgefunden, dass sehr viele von ihnen die Diagnose ADHS bereits in Kindheitstagen oder später erhielten. Medikamentös behandelt in Bezug auf ADHS wurden sie kaum oder gar nicht. Diese Erfahrung machte mich neugierig und ich begann zu recherchieren, um eine Antwort darauf zu finden. Darum hat dieses Thema einen hohen Stellenwert in meiner Fragestellung.

4.1 Definition Sucht und Abhängigkeit

An dieser Stelle möchte ich vorab definieren was Sucht und Abhängigkeit bedeuten. Ist es, dasselbe oder gibt es dabei einen Unterschied?

Abhängigkeit bedeutet, ein unbeherrschbares Verlangen sich eine bestimmte Substanz zuzuführen oder einer bestimmten Tätigkeit immer auszusetzen, obwohl man sich oder anderen damit schadet. Umgangssprachlich redet man häufig von Sucht, doch WHO und ICD verwenden den neutralen Begriff *Abhängigkeit*, welcher im interdisziplinären Tätigkeitsfeld Anwendung finden sollte. Unterschieden werden dabei stoffgebundene und nicht stoffgebundene Abhängigkeiten. Wie die Bezeichnung schon erahnen lässt, handelt es sich bei den stoffgebundenen Abhängigkeiten um Substanzen die zu einer Abhängigkeit führen oder suchterzeugende Stoffe. Bei den nicht stoffgebundenen Abhängigkeiten meint man Tätigkeiten oder Verhalten die entgleisen können. Beispielsweise Bulimie – die Esssucht – zwanghaftes Spielen oder Arbeitssucht.

Prinzipiell kann jeder Mensch eine Abhängigkeit entwickeln, aber nicht jeder Mensch ist durch individuelle oder gesellschaftliche Faktoren gefährdet. Eine große Rolle spielt dabei die Persönlichkeit des Einzelnen, die weiter von genetischen Faktoren und bisheriger Entwicklung beeinflusst wird.

Der Konsum und Missbrauch von legalen und illegalen Drogen steigt im Jugendalter erheblich an. Wichtige Gründe dafür sind die komplexen Entwicklungsaufgaben denen sich Jugendliche stellen müssen und sie suchen daher scheinbare Erleichterung in Drogen. Viele Jugendliche geraten aber dabei in keine Abhängigkeit, da sich ein Substanzmissbrauch mit dem Beginn einer neuen Aufgabe – wie z.B. das Erlernen eines Berufes –nicht mehr damit vereinbaren lässt. Einige

Jugendliche die in eine Abhängigkeit geraten, zeigen schon früh dissoziale oder Anpassungsstörungen. Eine Abhängigkeit entwickelt sich meist in mehreren Stadien und beginnt mit einem schädlichen Gebrauch, dem Missbrauch oder übermäßigen Konsum einer Substanz. (vgl. Menche & Simon-Jödicke, 2014, S. 1324f)

4.2 Zusammenhang ADHS und Abhängigkeit

Da ADHS meist mit Komorbiditäten verbunden ist, besteht auch ein hohes Vorkommen einer komorbiden Abhängigkeitserkrankung. Leidet der ADHS-Betroffene unter einer der bereits erwähnten Komorbiditäten, wie z.B. Depression oder Angststörung erhöht sich zusätzlich das Abhängigkeitsrisiko. Wichtig ist daher, bei einer Substanzabhängigkeit das Vorhandensein einer ADHS abzuklären, da durch die Behandlung der ADHS die Patienten erheblich profitieren können. Um die weiteren möglichen Ursachen einer Abhängigkeitserkrankung verstehen zu können ist es wichtig die ADHS typischen Verhaltensweisen und Symptomatik, die ich bereits im 2. Kapitel vorgestellt habe, zu kennen. Durch die vermehrte Impulsivität, sowie der schnellen Langeweile in monotonen Situationen und Aufgaben neigen ADHS-Betroffene oft dazu, Ausbildungen vorzeitig abzubrechen. Es entstehen dadurch soziale sowie familiäre Probleme und es erfolgt ein Anschluss an problematische Peer Groups. Wurden die Jugendlichen bisher nicht behandelt, kann ein Substanzabusus auch als ein Versuch einer missglückten Selbsttherapie angesehen werden. Denkt man an die medikamentöse Behandlung mit Stimulanzien könnte man annehmen, dass die häufigste Drogen Kokain oder Amphetamine sind. Doch die mit Abstand gebräuchlichste Droge ist Marihuana.

Mittlerweile konnte man nachweisen, dass bei rechtzeitiger Behandlung von Kindern mit Stimulanzien das Risiko einer späteren Abhängigkeitserkrankung abnimmt. (vgl. Ohlmeier et al., 2010, S. 49; Krause & Krause, 2014, S. 193f)

In einer Studie über die Bedeutung von ADHS für den Suchtverlauf wurden 50 Opiatabhängige untersucht. Dabei zeigte sich, dass 35 % der Untersuchten Patienten in der Kindheit ADHS Symptome aufwiesen und 19% noch aktuell an einer ADHS leiden. Als Erklärung für das hohe Aufkommen von ADHS Erkrankten mit Abhängigkeitsproblem nimmt man die bereits erwähnte Selbstmedikation an und die mangelnde Informationsverarbeitung bzw. die fehlerhafte Risikoeinschätzung. Ebenfalls wurde in der Studie bestätigt, dass sich ADHS auf Beginn, Verlauf und Therapie bei Abhängigkeitserkrankten auf negativ auswirkt. Daher weisen die Ergebnisse auf die Wichtigkeit einer frühen Diagnose und Behandlung des ADHS hin. (König et al., 2007, S. 71f)

Wie in Kapitel 2 bereits erwähnt wurde, sind unter anderem das Belohnungszentrum und die Motivation durch den gestörten Dopamin-Haushalt beeinträchtigt. Durch diese Störung fällt es ADHS-Betroffenen besonders schwer, sich länger mit langweiligen und uninteressanten Aufgaben zu beschäftigen, wenn dafür keine Belohnung in Aussicht gestellt wird. Das spielt gerade im Bereich der Sucht eine große Rolle. Durch den Mangel an positiven Rückmeldungen des Belohnungszentrums versuchen die Betroffenen dies mit Suchtmitteln oder übermäßigen Essen zu kompensieren. (Osterkamp, 2009)

4.3 Behandlung und Pflege

Menschen mit Abhängigkeitserkrankungen findet man in allen Bereichen der Pflege. Vermehrt findet man sie allerdings in psychiatrischen Einrichtungen. Daher richtet sich der Fokus bei diesem Thema wieder auf die psychiatrische Pflege.

Eines der Hauptprobleme bei Abhängigkeit ist wohl, dass Betroffene ihr Problem und die damit verbundenen Konsequenzen nicht oder nur teilweise erkennen können. Aufgrund dessen entziehen sich die Patienten oft einer Therapie und nehmen diese nicht an. Ein weiterer problematischer Aspekt ist die Konfrontation der Pflegenden mit Aggression und eigenen Suchtanteilen.

Daher sind eine hohe Selbstreflexion und ein hohes Maß an Teamfähigkeit unabdingbar um stabile und belastbare Betreuungssettings zu erstellen. Wichtig ist dabei, dass dadurch die Patienten gestützt werden und um weitere somatische Erkrankungen erkennen und therapieren zu können. (vgl. Kutschke, 2011, S. 585f)

Die Behandlung der Abhängigkeit erfordert gute interdisziplinäre Zusammenarbeit, da hier mehrere Bereiche, nicht nur der medizinische oder pflegerische, gefordert sind. Essentiell dabei ist die Grundhaltung gegenüber dem Patienten. Man sollte wertschätzend mit ihm umgehen, also den Mensch als Menschen behandeln. Dem Patienten sollte man mit Empathie begegnen, damit ist einfühlendes Verstehen gemeint. Dabei sollte man auf das richtige Verhältnis von Nähe und Distanz achten.

Unabdingbar im Umgang mit Abhängigen ist es, den Menschen nicht abzuwerten. Den Betroffenen trifft keine persönliche Schuld für sein Suchtverhalten und den daraus hervorgegangenen Taten wie z.B. Beschaffungskriminalität. Dem Patienten sollte dabei das Gefühl vermittelt werden, dass er als Mensch angenommen wird. Vilsmeier beschreibt den Umgang mit Abhängigen nach den KLAR-Regeln:

- Konsequent: Ankündigungen und Regeln werden durchgeführt und eingehalten.

- Loslassen: Der Abhängige soll selbständige Handlungen durchführen und die Pflegeperson sollte dabei keine Tätigkeiten übernehmen die der Patient selbst durchführen kann.

- Abgrenzung: Sachlich bleiben und die persönliche Anteilnahme reduzieren.

- Reden: Aktive Kommunikation, Zuhören und Gesprächsbereit sein.

Als medizinisch-therapeutische Maßnahmen lässt sich die Behandlung im Sinne einer therapeutischen Kette wie folgt einteilen:

- Motivation

- Entzug

- Entwöhnung

- Nachsorge

(vgl. Vilsmeier, 2011, S. 163ff)

Eine Behandlung der ADHS mit Stimulanzien sollte allerdings erst nach einer Entzugsbehandlung durchgeführt werden und diese sollte im Rahmen des stationären Settings beobachtet werden. Wie und mit welchem Medikament die weitere Behandlung der ADHS mit der Komorbidität Abhängigkeit nun behandelt wird, kann erst nach einer genauen klinischen Diagnostik und einem individuellen Behandlungsplan der Patienten entschieden werden. Eine medikamentöse und therapeutische Behandlung der ADHS Symptomatik und Sucht Problematik sollte aber stattfinden, um den Patienten Unterstützung in der weiteren Lebensführung sowie der Prävention einer erneuten Abhängigkeit zu bieten. (vgl. Krause & Krause, 2014, S. 195; Ohlmeier, 2010, S. 57)

In all den Artikeln und Büchern, die ich über diese Thematik gelesen habe, konnte ich eine Gemeinsamkeit entdecken und zwar, dass man Großteils davon ausgeht, dass ein Substanzmissbrauch als Selbstmedikation dient. Interessant finde ich auch, welche Substanz häufig bei ADHS missbraucht wird. Dazu gäbe es einige interessante Studien, doch das würde den Rahmen dieser Arbeit sprengen.

Nach der Beschäftigung mit dieser Thematik konnte ich feststellen, dass die beste Prävention um eine mögliche Abhängigkeit zu verhindern, eine frühe Diagnostik sowie eine medikamentöse Therapie wäre.

5 Therapiemöglichkeiten der Pflegenden

Im Folgenden möchte ich auf einige Therapiemöglichkeiten hinweisen, die im stationären Setting durchführbar sind. Wie schon erwähnt wurde, ist die genaue Beobachtungsgabe der Pflegenden ein sehr wichtiges Instrument als Hilfe zur Diagnosestellung. Wenn aber die Diagnose bereits gestellt wurde gibt es viele verschiedene Möglichkeiten wie die Pflege auf ADHS eingehen kann und gemeinsam mit den Patienten eine hilfreiche Struktur zu erarbeiten.

In den letzten zwei Punkten möchte ich genauer auf die medikamentöse Therapie, im speziellen Methylphenidat, eingehen um gewisse Vorurteile bezüglich dieser Medikamente abzubauen und aufzuklären wie hilfreich diese für ADHS Betroffene ist.

Darunter werde ich auch ein Fallbeispiel anführen, in welchem ich meine Sichtweise als Betroffene darstelle und dabei versuche die Wirkung von Ritalin® zu erklären.

5.1 Psychoedukation

Psychoedukation dient der Wissensvermittlung der eigenen Krankheit an die Patienten sowie deren Angehörigen und stellt eine besondere Form der Psychotherapie dar. Dadurch sollen die Patienten zu Experten der eigenen Krankheit werden und sie fördert deren Compliance. Indem er über seine eigene Krankheit, die Therapie und die Medikation Wissen vermittelt bekommt, kann der Patient in der Therapie mitbestimmen. Dadurch erhält er eine aktive Rolle und fühlt sich mitverantwortlich. Der Therapeut erarbeitet mit dem Patienten gemeinsam relevante Inhalte und die Erfahrung des Patienten wird dabei mitberücksichtigt. Psychoedukation kann aber auch in Gruppen stattfinden. In Form einer Betroffenengruppe können sich die Patienten über Gedanken, Sorgen oder Alltagsprobleme austauschen und sich somit gegenseitig emotional entlasten. Besonders sinnvoll ist Psychoedukation bei chronischen Erkrankungen. Durch das Erlernen neuer Verhaltensweisen und Bewältigungsstrategien kann der Patient dabei erfahren, wie er in Zukunft mit Lebenssituationen anders umgehen kann. Gerade bei ADHS-Patienten ist diese Art der Therapie sehr gut anwendbar. Bei Erwachsenen ergeben sich nach Jahren psychosoziale Folgen die durch das unbehandelte ADHS entstanden sind. Meist handelt es sich dabei um einen geringen Selbstwert, Probleme und Verluste in Beziehungen bzw. Arbeitsplatz oder rechtliche Probleme, die mit einer rein medikamentösen Therapie nicht lösbar sind. ADHS-Betroffene erleben während einer medikamentösen Therapie eine ganz neue Sichtweise auf ihr Verhalten und ihr Erleben. Hier kann mit Psychoedukation ebenfalls angesetzt werden um die Patienten mit der Bewältigung alter Verhaltensmuster zu unterstützen.

D´Amelio et al. listen dabei mehrere Ziele auf, die speziell für die Psychoedukation bei ADHS adaptiert wurden:

- Über die Krankheit und häufige assoziierte Störungen informieren
- Über die Behandlungsmöglichkeiten informieren
- Strategien zur Bewältigung des individuellen Aufgabenspektrums erarbeiten
- Individuelle Stärken fördern
- Den Austausch von Betroffenen untereinander fördern
- Angehörige aktiv miteinbeziehen

Bei der Therapieerstellung sollte man gerade bei ADHS auf die Komorbiditäten achten, da diese zusätzlich mittherapiert werden sollten. Stehen die Komorbiditäten allerdings im Vordergrund der Beschwerden, sollten diese möglicherweise zuerst behandelt werden. (vgl. D´Amelio et al., 2009, S. 23-28)

Meiner Ansicht nach ist Psychoedukation eine optimale Behandlungsstrategie bei ADHS-Patienten. Die Durchführung einer psychoedukativen Gruppe lässt sich auch im stationären Setting gut umsetzen und eine psychiatrische Pflegeperson kann zusätzlich zum Therapeuten Beobachtungen der Patienten aufzeichnen sowie von Erfahrungen berichten.

Durch Beobachtungen und Erfahrungen habe ich bereits oft bemerkt, wie wichtig den Patienten, unabhängig von ihrer Krankheit, der Kontakt und Austausch mit anderen Betroffenen ist. Daher wäre ein Aufliegen von Broschüren über Selbsthilfegruppen empfehlenswert oder eine bestimmte Ansprechperson die Kontakte zu diesen herstellen kann.

5.2 Coaching

„Ich kann niemanden etwas lehren, ich kann ihm nur helfen, es in sich zu entwickeln." (Galileo Galilei)

Der Begriff Coaching wird aus den zwei englischen Wörtern *coach* (= Kutsche) und *coachman* (= Kutscher) abgeleitet. Coaching wird also mit dem Aufgabenbereich eines Kutschers und seine *coachees* (= Fahrgäste) verglichen. Der Fahrgast möchte von dem Kutscher von dem Punkt an dem er sich befindet, dorthin gebracht werden, wo er hin möchte. Hier setzt das Coaching an und unterstützt die Patienten dabei, eine bessere Selbst- und Alltagsorganisation zu entwickeln.

Coaching soll für den Patienten eine Art Hilfe zur Selbsthilfe darstellen. Der Coach gibt dabei aber keine Ratschläge oder Patentrezepte mit auf den Weg, sondern erarbeitet gemeinsam mit den Patienten vorhandene oder neu erlernbare Ressourcen. Coaching ist daher ein ressourcenorientiertes, gemeinsames Arbeiten wobei der Coach als eine Art Katalysator arbeitet und den Patienten bei seinen angestrebten Veränderungen fördert, unterstützt und begleitet. Es ist aber zeitlich begrenzt und das Ziel ist, dass der Patient seine Selbstmanagement-Fähigkeiten selbständig einsetzen kann.

Coaching bei ADHS soll dabei helfen, dass die Patienten eine Struktur neu errichten können um ihr Chaos im Alltag zu ordnen und einer besseren Bewältigung bei beruflichen oder privaten Aufgaben zu unterstützen. Der Patient soll mithilfe von Coaching lernen realistische bzw. angemessene Ziele konsequent und beharrlich zu realisieren. Bevor eine Handlung gesetzt wird muss vorher eine sorgfältige Planung vorangegangen sein. Der Patient kann dabei die Maßnahmen so gestalten, dass sie mit dem gegenwärtigen und zukünftigen Zustand übereinstimmen.

Nach der Erreichung seines Ziels, sollte der Patient sich selbst und seine Handlungen sowie Ressourcen reflektieren, um damit weiterhin mit seinen zukünftigen Planungen Erfolg zu haben. D.h. der Patient setzt sich mit sich selbst auseinander, erkennt Strategien und Handlungsweisen mit welchen er letztendlich sein Ziel erreichen konnte. Durch dieses bewusst machen kommt es zur Generalisierung und die Patienten handeln nach diesem erlernten Veränderungsprozess automatisch. (vgl. D'Amelio et al., 2009, S. 129ff)

In der folgenden Grafik, lässt sich dieses Zusammenspiel gut nachvollziehen:

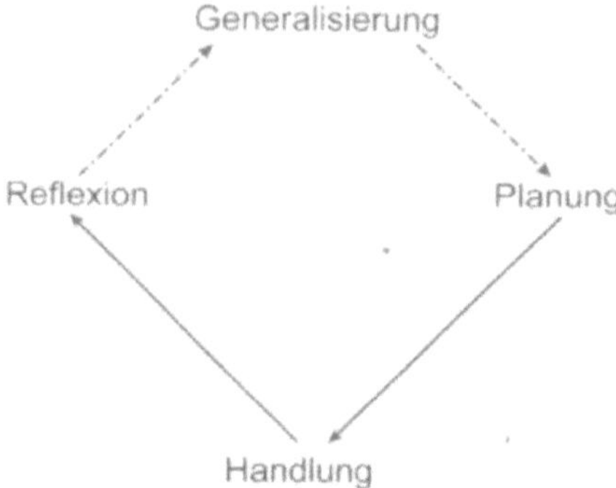

Abb. 2: P-H-R-G – Problemlösekreislauf im Rahmen eines ADHS – Coaching. (vgl. D'Amelio, 2009, S. 131)

5.3 Adhärenz und Compliance

Der Begriff Adhärenz kommt aus dem Englischen, *to adhere* und bedeutet übersetzt festhalten, befolgen. Gemeint ist damit, dass Patient und Therapieteam gemeinsam gesetzte Therapieziele verfolgen und einhalten.

Compliance stammt ebenfalls aus dem englischen und bedeutet Einhaltung, Befolgung. Darunter wird die Therapietreue des Patienten verstanden.

Um auf Dauer Erfolge zu erreichen in Bezug auf die Erkrankung, ist eine gute Zusammenarbeit zwischen Team und Patienten sowie die Kooperation der Patienten erforderlich. Gerade im Kontext mit einer medikamentösen Behandlung ist es wichtig, dass der Patient die Anweisungen befolgt, denn jedes noch so gute Medikament kann nicht wirken, wenn es nicht eingenommen wird. Aber diese Zusammenarbeit bezieht sich nicht nur auf die Medikamente, sondern auch auf eine Diät, Empfehlungen zum Lebensstil oder Einhaltung von Terminen.

Bei vielen chronischen Erkrankungen geht es hauptsächlich um die Symptomkontrolle da eine Heilung als Behandlungsziel häufig nicht erreicht werden kann. Besonders im Bereich psychiatrischer Erkrankungen zielt die Behandlung auf eine symptomorientierte positive Beeinflussung des Krankheitsverlaufs ab. Hier gilt es, eine pharmakologische Therapie über lange Zeiträume aufrecht zu erhalten. Aber gerade bei der Umsetzung langfristiger medikamentöser Therapiepläne kommt es häufig zu Problemen. Durch die mangelnde Umsetzung therapeutischer Vorgaben sowie medikamentöser Verordnungen wurde erstmals in den 70er Jahren der Begriff Compliance geschaffen.

Compliance bezieht sich allerdings nur auf das Verhalten der Patienten und es macht den Eindruck, als würde der Patient alleine für seine Genesung oder Erkrankung verantwortlich sein. Aus diesem Grund wird der Begriff Compliance heute eher kritisch diskutiert. Seit einigen Jahren wird daher häufiger der Begriff Adhärenz gewählt da dieser nicht nur den Patienten sondern ebenso das therapeutische System und das soziale Umfeld des Patienten in Betracht zieht. Durch diesen Paradigmenwechsel, also einem Wechsel der Denkweise, wird die Adhärenz bevorzugt verwendet und verdeutlicht eine Zusammenarbeit zwischen Therapieteam und Patient. Es ist somit nicht mehr der Patient alleine für den Erfolg verantwortlich, sondern darf wesentlich in der Therapie mitbestimmen. Damit ist gemeint, dass der Patient aktiv am Genesungsprozess mitarbeitet und der Arzt die Erkrankung und die individuelle Behandlung erklärt und anpasst.

Pauschal beurteilen ob ein Patient nun adhärent oder nonadhärent ist, kann man allerdings nicht. Denn gerade bei einer längerfristigen medikamentösen Therapie kann die Einstellung des Patienten Schwankungen unterliegen. Häufig unterliegt die Adhärenz in der psychiatrischen Pflege Spannungen in Bezug auf Medikamente. Vor allem dann, wenn eine medikamentöse Therapie unter Zwang erfolgte. Wenn ein Patient gegen seinen Willen von der Pflegeperson in einer Akutsituation ein Medikament erhalten hat, ist dies oft ein einschneidendes Erlebnis und er wird bei Medikamenteneinnahme auch danach noch daran erinnert. Aus diesem Grund wird eine hohe Anforderung an die Beziehungsgestaltung zur Pflegeperson gestellt, um auch dem Patienten wieder eine vertrauensvolle Basis in Bezug auf das Medikament zu schaffen.

Eine weitere Problematik in der psychiatrischen Pflege stellt die langfristige Pharmakotherapie dar. Meist erhalten Patienten ein Medikament, dessen volle Wirkung oft erst nach Entlassung auftritt. Die Gefahr, dass der Patient das Medikament nach einer Besserung der Symptomatik nicht mehr einnimmt, ist dabei groß. Wogegen es im stationären Setting relativ leicht ist, die Einnahme sicherzustellen, doch nach der Entlassung liegt es allein am Patienten oder seinem sozialen Umfeld, ob die medikamentöse Therapie fortgeführt wird. Darum ist es wichtig, dass Pflegepersonen ein gutes Fachwissen bezüglich der Medikamente besitzen und gemeinsam mit dem Patienten die Chancen und Schwierigkeiten einer langzeitigen medikamentösen Therapie thematisieren und erarbeiten. (vgl. Schulz & Needham, 2011, S. 608 – 611)

5.4 Medikamentöse Therapie mit Psychostimulanzien

Im Folgenden werde ich die medikamentöse Therapie bei ADHS, im speziellen Methylphenidat, aufzeigen.

Es gibt wohl kaum ein Medikament welches einen schlechteren Ruf hat als Ritalin®. Warum dem so ist, wird einem bei intensiver Recherche zum Thema Methylphenidat nicht bewusst. Aus diesem Grund ist es mir wichtig diesen Wirkstoff näher zu beschreiben.

5.4.1 Psychostimulanzien

Psychostimulanzien sind Medikamente die anregend wirken sollen, wie beispielsweise Amphetamine und Methylphenidat. Medikamente aus dieser Gruppe werden bei ADHS aber auch bei Narkolepsie eingesetzt. Stimulanzien enthalten alle Phenylethylamin als Kern, welches sich auch in den Neurotransmittern Dopamin und Noradrenalin wieder findet.

Der Wirkstoff Methylphenidat, im Folgenden MPH genannt, wird der Gruppe der Psychostimulanzien zugeordnet. Am bekanntesten ist das Präparat Ritalin® aber mittlerweile gibt es mehrere MPH Präparate wie zum Beispiel Medikinet®, Concerta® oder Equasym®.

Aufgrund der Berichte in Medien könnte man annehmen, dass Stimulanzien erst vor kurzem Anwendung fanden und ein Kassenschlager seien. Doch 1937 wurde von Charles Bradley erstmals der positive Effekt von Stimulanzien bei hyperaktiven Kindern beschrieben. Charles Bradley versuchte in einem Kinderheim einen Hinweis auf mögliche organische Ursachen bei unruhigen Kindern herauszufinden, indem er Pneumencephalogramme durchführte. Dies ist ein Verfahren, bei dem Gehirnwindungen radiografisch dargestellt werden, indem Luft dem Liquor hinzugeführt wird damit sich die Hirnwindungen besser kontrastierten. Da diese Art der Untersuchung starke Kopfschmerzen auslöste, bekamen die Kinder Benzedrin, einem Amphetaminsulfat, zur Linderung der Schmerzen verabreicht. Dabei fiel Charles Bradley die paradoxe Wirkung der Amphetamine auf, denn während der Behandlung besserte sich das Verhalten der hyperaktiven Kinder deutlich und die Schulleistungen wurden ebenfalls besser. Erst ab der Mitte des vorigen Jahrhunderts beschäftigte man sich erstmals vermehrt mit der Psychopharmakologie der Psychostimulanzien. Der italienische Chemiker Leandro Panizzon entwickelte 1944 die Substanz

Methylphenidat. Das Präparat Ritalin® benannte er nach seiner Frau Marguerite, die er Rita nannte. Marguerite probierte die von ihrem Mann entwickelte Substanz beim Tennisspielen und bemerkte dabei eine größere Konzentration und Trefferquote. Seit dem Jahr 1954 wird Ritalin® unverändert vermarktet. (vgl. Krause & Krause, 2014, S.230f)

5.4.2 Ritalin ®

Ritalin® ist eine Tablette die es in retardierter und nicht retardierter Form gibt. Die Einnahme erfolgt oral und die ersten Wirkeffekte treten nach 30-60 Minuten auf. Da Ritalin® eine relativ kurze Halbwertszeit hat, empfiehlt sich die Einnahme einer retardierten Form, die den Wirkstoff MPH verzögert freisetzen kann. Die Wirkung von Ritalin® betrifft die Symptome der ADHS und verhilft den Betroffenen somit länger konzentriert zu sein, wie es nicht Betroffene ohne weiteres können.

Ritalin® hat entgegen seinem Ruf ein geringes Nebenwirkungspotenzial aber nach Absinken des MPH Spiegels kann ein sog. Rebound-Phänomen auftreten. Dh., dass es gegen Nachmittag oder Abend zu Gereiztheit, Unruhe oder schlechter Stimmung führen kann. Dies kann aber durch die Gabe einer geringen Dosis von Ritalin® verhindert werden.

Ein weiterer Punkt der diesem Medikament gerne unterstellt wird, betrifft die Abhängigkeitsgefahr. Wie bereits im 4. Kapitel angeführt, kann eine frühzeitige Behandlung mit Ritalin® die Gefahr eine spätere Abhängigkeitserkrankung zu entwickeln, minimieren. Da es bei oraler Einnahme zu keiner Euphorisierung kommt, ist dies bei gefährdeten Patienten ein fehlender Anreiz Ritalin® zu missbrauchen. (vgl. D'Amelio et al., 2009, S. 18f)

Welchen Einfluss die Medikation mit Ritalin® auf das Schriftbild eines jungen Schülers hat, möchte ich untenstehend anhand eines Vergleichsfotos zeigen. Auf der linken Seite sieht man seine bisherige Schrift und auf der rechten Seite sieht man die Schrift des gleichen Schülers unter der Wirkung von Ritalin®:

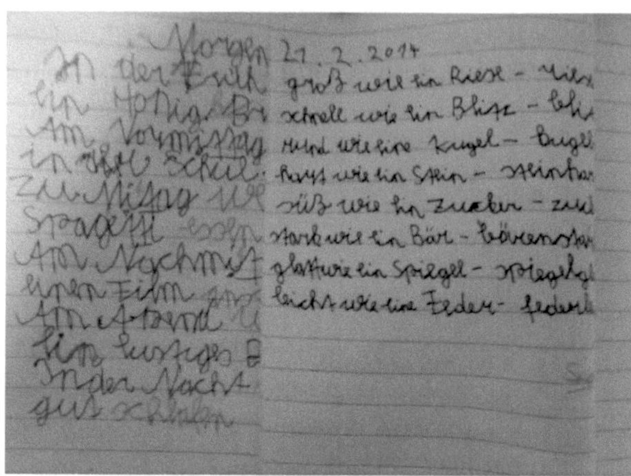

Abb.3: Privates Foto

5.4.3 Fallbeispiel

In diesem Fallbeispiel werde ich von meiner persönlichen Erfahrung erzählen. Es ist schwer sich ein Leben mit ADHS vorzustellen, umgekehrt ist es aber ebenso schwer, es verständlich zu erklären.

Die Diagnose „ADHS vom Mischtypus" erhielt ich vor 4 Jahren. Das bedeutet, ich habe die gemischte Form der ADS und ADHS. In meiner Kindheit war ich oft verträumt, aber auch sehr impulsiv und launenhaft. Es gab Tage an welchen meine Lehrerin meine Anwesenheit kaum bemerkte, weil ich sehr ruhig und in meiner eigenen Welt war, und es gab Tage da wünschte sich meine Lehrerin wohl ich wäre gar nicht anwesend. Denn in diesen war ich wild, laut und störte ständig den Unterricht. Sätze wie: „Reiß dich doch endlich einmal zusammen; Du kannst es doch, aber du bemühst dich zu wenig!", verfolgten mich bis ins Erwachsenenalter. Ich wusste ich war anders und litt sehr darunter.

Nach etlichen Therapien und Diagnosen überwies mich mein Arzt nach langem Überlegen zu seinem Kollegen Dr. Rossiwall, der eine sorgfältige Diagnose bei mir durchführte. Er sah sich meine Zeugnisse an, ich erzählte aus meiner Kindheit, musste etliche Fragebögen ausfüllen und er beobachtete mein Verhalten. Ich bekam Ritalin® verschrieben und bemerkte anfangs keine Veränderung. Die richtige Dosisfindung dauert eben und man braucht Geduld. Aber als die richtige Dosis gefunden wurde, veränderte sich mein Leben teilweise ziemlich radikal.

Ich war überwältigt, weil ich erstmals das Gefühl hatte, „richtig" am Leben teilzunehmen. Es war wie eine Brille, die mich scharf sehen ließ und der Nebel entfernte sich. Ich vergleiche die Wirkung gerne mit einer Bibliothek in meinem Kopf. Oft habe ich das Gefühl als ob ein Orkan durchgefegt wäre, alles liegt durcheinander, nichts ist geordnet, alle Regale sind umgefallen, Bücher liegen durcheinander und man kann nichts mehr finden. Die Wirkung von Ritalin® ist in etwa so, als ob eine Reinigungskraft mit Zwangsstörung für Ordnung gesorgt hätte. Alles ist geordnet, ich suche und finde es sofort, alles ist farblich und alphabetisch geordnet. Seit ich mit der Einnahme von Ritalin® begonnen habe, wurde es mir auch möglich eine Psychotherapie zu machen und ich konnte meine Fehler aus der Vergangenheit erkennen und vieles ändern. Nun war ich auch dazu in der Lage eine Ausbildung anzufangen ohne sofort das Interesse zu verlieren und nebenher auch noch gute Noten zu erreichen.

Aber auch ich hatte, wie viele andere „ADHSler" auch, einige Komorbiditäten im Gepäck. Diese sind ebenfalls verschwunden, weil endlich der Auslöser – mein ADHS – behandelt wurde. Aus diesem Grund möchte ich weiter für eine Aufklärung von ADHS und Ritalin® sorgen, denn ich wüsste nicht wo ich jetzt wäre, hätte ich keine Hilfe erhalten. Ich darf nun endlich erfahren wie es sich anfühlt, ein „normales" Leben zu führen, weiß aber auch wie hart ich dafür kämpfen musste. Daher ist es mir ein großes Anliegen für einen Paradigmenwechsel, zumindest im kleinen Rahmen, bei einigen zu bewirken und somit anderen „ADHSlern" helfen zu können.

Denn gerade im psychiatrischen Bereich ist ein hoher Anteil an Empathie erforderlich. Wenn eine Pflegeperson erkennt, dass die Therapien bei einem Patienten nicht anschlägt und aufgrund des Fachwissens den Arzt auf eine eventuelle ADHS hinweisen kann, wurde bereits große Hilfe geleistet.

6 Zusammenfassung

Im Zuge der vorliegenden Arbeit wurde die Thematik ADHS bei Erwachsenen als solche und wie die Pflege auf einzelne Aspekte eingehen kann im Besonderen erarbeitet.

Die Thematik ADHS bei Erwachsenen findet leider viel zu selten Erwähnung in pflegerischer Fachliteratur aber es ist bereits ein Aufwärtstrend zu verzeichnen. Da diese Erkrankung mittlerweile nicht nur negative Resonanz in den Boulevard-Medien erfährt, sondern auch in seriöser Qualität Erwähnung findet, war es mir möglich meine Fragestellungen zu beantworten.

In Bezug auf die Frage welche Komorbiditäten bei adulter ADHS auftreten können, ließ sich feststellen, dass es viele Möglichkeiten einer Komorbidität gibt. Daher habe ich die drei häufigsten aufgelistet und vorgestellt. Ein weiterer Punkt in dieser Fragestellung war der Aspekt der Pflege und wie sie darauf eingehen kann. Passend zu den jeweiligen Krankheitsbildern konnte ich die Unterschiede zur ADHS abgrenzen und somit einen Überblick verschaffen worauf die Pflege ein besonderes Augenmerk haben sollte bzw. worauf sie achten sollte.

Auf die Frage ob ADHS einen Risikofaktor für Substanzabusus darstellt, konnte ich ebenfalls eine Antwort finden. Durch einige ADHS-typische Verhaltensweisen und deren Konsequenzen sind ADHS Betroffene häufiger gefährdet eine Abhängigkeit zu entwickeln als jene ohne ADHS. Als Erklärung warum so viele ADHS Erkrankte ein Abhängigkeitsproblem entwickeln, nimmt man an, dass es als eine Art der Selbstmedikation dient und die mangelnde Informationsverarbeitung bzw. die fehlende Risikoeinschätzung eine große Rolle spielen. Im Weiteren konnte anhand einer Studie aufgezeigt werden, dass sich ADHS auf Beginn, Verlauf und Therapie bei Abhängigkeitserkrankungen negativ auswirken kann.

Wie sich die Symptomatik einer adulten ADHS äußert konnte ich anhand einer Tabelle mit Alltagsbeispielen darstellen und im Weiteren ließ sich feststellen inwiefern sich die Symptomatik von der kindlichen im Laufe der Jahre verändert. Das diagnostische Verfahren bei ADHS im Erwachsenenalter unterscheidet sich im Wesentlichen nicht sehr von jenem der Kinder.

Pflegediagnostisch wurde das Pflegemodell der interpersonellen Phasen von Hildegard Peplau vorgestellt und ich habe versucht daraus zwei Pflegediagnosen, sowie dazu passende Pflegemaßnahmen und –ziele abzuleiten.

Ich hoffe ich konnte mit dieser Arbeit ein besseres Verständnis für die Thematik ADHS im Erwachsenenalter schaffen und aufzeigen welche Auswirkungen eine nicht behandelte ADHS haben kann. Da ADHS Betroffene auch in der Pflege anzutreffen sind, hoffe ich, dass sich der eine oder andere unter meinen Lesern befindet und sieht, er ist nicht alleine.

7 Literaturverzeichnis:

Arenz, D. (2011). Affektive Störungen. In Thiel, H.; Jensen, M.; Traxler, S. (Hrsg.). (2011). *Psychiatrie für Pflegeberufe.* (5. Aufl.). (S. 115 - 116). München: Elsevier GmbH

Beerwerth, W. (2006). *ADS – Das kreative Chaos.* Freiburg, Basel, Wien: Verlag Herder GmbH

Claus, D.; Aust-Claus, E.; Hammer, P.-M. (2014). *ADS. Das Erwachsenen-Buch. Aufmerksamkeits Defizit Syndrom. Neue Konzentrations- und Organisations-Hilfen für Ihr Berufs- und Privatleben.* (8. Aufl.). München: Oberstebrink

D´Amelio, R. et al., (2009). *Psychoedukation und Coaching. ADHS im Erwachsenenalter. Manual zur Leitung von Patienten- und Angehörigengruppen.* München: Elsevier GmbH

Dilling, H. (Hrsg.); Mombour, W.; Schmidt, M.H. (2014). *Internationale Klassifikation psychischer Störungen. ICD-10 Kapitel V (F). Klinisch – diagnostische Leitlinien.* Bern: Hans Huber Verlag

Kahl, K.G., et al. (2012). *Praxishandbuch ADHS. Diagnostik und Therapie für alle Altersstufen.* (2. Aufl.). Stuttgart, New York: Georg Thieme

Kelly, K.; Ramundo, P. (2006). *You Mean I'm Not Lazy, Stupid or Crazy?! The Classic Self-Help Book for Adults with Attention Deficit Disorder.* New York, London, Toronto, Sydney: Scribner

König, S. et al. (2007). Aufmerksamkeitsdefizit/Hyperaktivitätssyndrom (ADHS) bei erwachsenen Drogenabhängigen. In Becker, T. (2007). *Psychiatrische Praxis*, 34, Supplement 1, S.71f

Krause, J.; Krause, K.H. (2014). *ADHS im Erwachsenenalter. Symptome-Differenzialdiagnose-Therapie.* (4. Aufl.). Stuttgart: Schattauer

Kutschke, A. (2011). Abhängigkeit und Sucht. In Sauter, D. et al. (2011). *Lehrbuch Psychiatrische Pflege.* (3. Aufl.) (S. 641-644). Bern: Hans Huber Verlag

Menche, N.; Simon-Jödicke, A. (2014). Pflege von Menschen mit psychischen Erkrankungen. In Lauster, M. et al. (2014). *Pflege Heute.* (6. Aufl.) (S. 1309 & 1329). München: Elsevier GmbH

Menche, N.; Simon-Jödicke, A. (2014). Pflege von Menschen mit psychischen Erkrankungen. In Lauster, M. et al. (2014). *Pflege Heute.* (6. Aufl.) (S. 1324f). München: Elsevier GmbH

Ohlmeier, M.D. et al. (2010). ADHS und Abhängigkeitserkrankungen. In Kernberg, O.F. et al. (2010). *Persönlichkeitsstörungen. Theorie und Therapie*, 14 (1), S. 57

Ohlmeier, M.D. et al. (2010). ADHS und Abhängigkeitserkrankungen. In Kernberg, O.F. et al. (2010). *Persönlichkeitsstörungen. Theorie und Therapie*, 14 (1), S. 71f

Osterkamp, J. (2009). *Hirnforschung: Die Transmitterchemie stimmt nicht* [WWW Dokument]. Verfügbar unter: http://www.spektrum.de/news/die-transmitterchemie-stimmt-nicht/1007330 [Datum des Zugriffs: 16.12.2016]

Reimann-Höhn, U. (2016). *AD(H)S in der Pubertät. Jugendliche stärken und Krisen meistern.* Freiburg, Basel, Wien: Herder Verlag

Ryffel-Rawak, D. (2008). *Wir fühlen uns anders! Wie betroffene Erwachsene mit ADS/ADHS sich selbst und ihre Partnerschaft erleben.* (2. Aufl.). Bern: Hans Huber Verlag

Scharnholz B.; Sobanski E.; Alm B. (2011). *Aufmerksamkeitsdefizit- / Hyperaktivitätsstörung (ADHS) im Erwachsenenalter: Aktuelles zur Psychotherapie. PiD-Psychotherapie im Dialog*, 12 (3), S. 193

Schmid, G. (2012). Diagnostik. In Kahl, K.G., et al. (2012). *Praxishandbuch ADHS. Diagnostik und Therapie für alle Altersstufen.* (2. Aufl.). (S. 17-19). Stuttgart, New York: Georg Thieme

Schulz, M.; Needham, I. (2011). Adhärenz. In Sauter, D. et al. (2011*). Lehrbuch Psychiatrische Pflege.* (3. Aufl.) (S. 608-611). Bern: Hans Huber Verlag

Sendera, A.; Sendera, M. (2010). *Borderline – die andere Art zu fühlen. Beziehungen verstehen und leben.* Wien, New York: Springer

Simpson, H. (1997). *Pflege nach Peplau. Nursing Models in Action Series. Band 3.* Freiburg im Breisgau: Lambertus Verlag

Thiel, H. et al. (2011). Berufsgruppen in der Psychiatrie. In Thiel, H.; Jensen, M.; Traxler, S. (Hrsg.). (2011). *Psychiatrie für Pflegeberufe.* (5. Aufl.). (S. 42-54). München: Elsevier GmbH

Traxler, S.; Jensen, M.; Thiel, H. (2011). Varianten, Störungen und Extremausprägungen seelischen Wesens. In Thiel, H.; Jensen, M.; Traxler, S. (Hrsg.). (2011). *Psychiatrie für Pflegeberufe.* (5. Aufl.). (S. 140-157). München: Elsevier GmbH

Vilsmeier, F. (2011). Sucht (Abhängigkeit von Alkohol, Medikamenten und Drogen). In Thiel, H.; Jensen, M.; Traxler, S. (Hrsg.). (2011). *Psychiatrie für Pflegeberufe.* (5. Aufl.). (S. 163 - 165). München: Elsevier GmbH

Wolff, S. (2011). Angst. In Sauter, D. et al. (2011). *Lehrbuch Psychiatrische Pflege.* (3. Aufl.) (S. 641-644). Bern: Hans Huber Verlag